COMO ELIMINAR EL ACNÉ PARA SIEMPRE

COMBATIR GRANOS EN EL ROSTRO EN MUJERES Y HOMBRES, TRATAMIENTO JUVENIL DEFINITIVO

REMEDIOS CASEROS PARA PREVENIR EL ACNÉ Y LOS PUNTOS NEGROS

Jessy M. Brown

Índice

Introducción

Usted ha visto los infomerciales de la noche incontables que prometen la curación inmediata a sus problemas del acné... el antes y después de fotos que muestran los resultados chocantes de los que han tomado un salto de la fe y entregaron su número de la tarjeta de crédito para otro intento para eliminar con éxito el acné de sus vidas para siempre...

El problema es que has probado todos esos remedios, "curas" instantáneas, soluciones, tratamientos y cremas. Has estado a través del ringer que gastaba una fortuna pequeña en las medicaciones del acné solamente para encontrarse confuso y frustrado en cuanto a porqué no has podido experimentar los mismos resultados que cada uno demanda para tener.

Como alguien que ha sufrido de acné severo durante muchos años, estoy feliz de informarle que su constante sufrimiento de acné está a punto de terminar, para siempre.

A través de años de prueba y error, pruebas, gastando miles de dólares en tratamientos, y tratando con expertos en salud avanzados y dermatólogos experimentados, finalmente conquisté a mi demonio del acné.

Aunque pasaron muchos años antes de que descubriera que la mayoría de los tratamientos y soluciones altamente promocionados para aquellos de nosotros que sufrimos de acné, pueden intensificar nuestro acné y causar brotes excesivos, me tomó aún más tiempo antes de llegar al punto en mi vida en el que el acné era una cosa del pasado.

Si hubiera sabido de las estrategias que están a punto de descubrir, me habría ahorrado años de dolor y ansiedad.

La escuela secundaria pudo haber sido una bomba y yo podría haber tenido el valor de invitar a esa chica al baile de graduación. En la universidad, puede que me haya unido al equipo de fútbol, y a los veinte años, las entrevistas de trabajo y las fotos de perfil pueden haber sido mucho más fáciles de manejar.

El acné casi destruyó mi vida, y después de tantos años de ser un conejillo de indias farmacéutico, y de haber gastado más dinero del que me importa admitir en soluciones y tratamientos sólo para terminar justo donde empecé, decidí derribar los muros del secreto y aplastar las mentiras y los mitos que plagan y persiguen a cualquiera que esté tratando con el acné.

Pasé meses compilando mi estrategia entera dentro de este ebook, de modo que la gente apenas como usted, que está sufriendo innecesariamente, pueda comenzar a mejorar la calidad de su vida poniendo un final permanente a su pesadilla del acné.

Y eso es exactamente lo que es, ¿no? Una pesadilla.

El acné cobra un precio increíble en nuestras mentes y cuerpos. No es sólo un problema cosmético, el acné es a menudo responsable de noches de insomnio, dolor increíble y la pérdida de confianza y autoestima.

Incluso la mariposa social más grande eventualmente se esconderá bajo el poder del acné en la parte de atrás de la habitación, evitando ser fotografiada, constantemente temerosa de ser notada.

Todo termina hoy. Mientras que estos tratamientos y remedios caseros toman algún tiempo para funcionar, si usted toma acción y sigue la información contenida en este libro, usted podrá controlar y **finalmente eliminar el acné de su vida, permanentemente**.

Así que, tome una copa, apague la televisión y prepárese para una aventura de apertura de ojos en los diferentes métodos de recuperar el control de su vida y derrotar su acné, de una vez por todas.

Vamos a empezar!

La verdad sobre el acné

Hay tantos conceptos erróneos acerca de lo que exactamente causa el acné y por qué ciertas personas sufren de él, mientras que otras viven una vida sin manchas, sin tener que experimentar nunca el dolor del acné excesivo.

Con estos mitos y nociones ridículas viene otra serie de problemas. Las personas que sufren de acné están tan desesperadas por eliminarlo, que intentan todo tipo de enfoques diferentes, desde modificar su dieta, hasta el exceso de bronceado creyendo que minimizará el acné de forma permanente.

Estos métodos pueden terminar siendo perjudiciales para tus intentos de controlar tu acné, y en muchos casos pueden intensificar tu acné y hacer que empeore. En algunos casos, estos"remedios de curación instantánea" pueden terminar causando cicatrices permanentes.

Entonces, ¿de qué se trata realmente el acné?

Para empezar, sin importar lo que hayas escuchado, el acné no es una amenaza para la vida y nunca nadie ha muerto de acné en sí. En términos clínicos, el acné se describe como causado por un desequilibrio hormonal, acuñado clínicamente como"inflamación crónica" o"inflamación sistémica".

Con la inflamación crónica, el principal culpable es la mala digestión, acompañada de una dieta deficiente.

Otra causa primaria del acné es cuando los poros de tu cuerpo se obstruyen, típicamente tu cara, cuello, parte superior del cuerpo, espalda e incluso pecho.

Cuando se trata de los diferentes tipos de acné, hay cinco categorías individuales basadas en la gravedad y el daño de la piel causado por el acné, incluyendo:

- **Comedones**
- **Pápula**
- **Nódulo de Pústula**
- **Quiste**

Los síntomas del acné, como los puntos negros y los puntos blancos, pertenecen a la categoría de los comedones, y los quistes se clasifican como pertenecientes a la categoría de los nódulos.

Otra palabra para el acné es "Acne Vulgaris", una forma de acné, que ocurre comúnmente durante la pubertad.

Afecta principalmente a la espalda, la cara y el pecho. El acné vulgar afecta tanto a los niños como a las niñas adolescentes. Casi el 30-40% de los adolescentes varones se ven afectados entre los 18 y 19 años de edad. Las niñas generalmente se ven afectadas entre los 16 y 18 años de edad.

Así es como el acné se caracteriza por ciertos grupos que pueden determinar la gravedad de su acné:

Cabezas negras

Usted sufrirá de puntos negros cuando sus poros estén parcialmente bloqueados, lo que permite que algunas bacterias, células muertas de la piel y sebo escapen y drenen a la superficie de su piel.

El color oscuro que viene con las espinillas

negras no es suciedad, por lo que lavarse la cara constantemente no evitará que aparezcan espinillas negras. Las espinillas negras son más firmes y a menudo tardan de unos pocos días a una semana en desaparecer.

Cabezas blancas

Verá que las cabezas blancas aparecen cuando un poro está completamente bloqueado, lo opuesto a una cabeza negra.

Con las cabezas blancas, tienden a durar sólo un corto período de tiempo y son el resultado del sebo, las bacterias y las células muertas de la piel que quedan atrapadas bajo la superficie de la piel.

Pápulas:

son protuberancias rojas y dolorosas que están inflamadas y no contienen cabeza.

Pústulas

Una pústula es lo que comúnmente llamamos un "grano". Son muy similares a una cabeza blanca pero siempre están inflamadas y contienen un centro blanco o amarillo.

Nódulos: Los nódulos

Son manchas más grandes que pueden durar meses y ser difíciles de tratar debido a lo dolorosas que pueden ser. Los nódulos son protuberancias endurecidas debajo de la superficie de la piel y con nódulos, la cicatrización es bastante común.

Si usted cree que tiene nódulos, por favor no los apriete, ya que al hacerlo puede causar un trauma severo a su piel, la propagación de los nódulos, y una vida prolongada.

No intente tratar los nódulos por su cuenta, en lugar de ello, concierte una cita con su dermatólogo para que le ayude, ya que los nódulos son bastante difíciles de controlar con medicamentos de venta libre o remedios caseros.

Quistes

Al igual que un nódulo, los quistes pueden ser grandes y duros, de hecho, algunos quistes se sienten como bolas redondas dentro de la piel.

También son muy dolorosas y están llenas

de líquido. **No apriete ni intente romper un quiste**, ya que puede empujar las bacterias y la infección más profundamente en su piel.

Aparte de las formas comunes de acné que muchos de nosotros hemos experimentado de vez en cuando a lo largo de nuestra vida, hay cuatro tipos de acné que se consideran más graves y deben ser tratados por un médico.

Acné Conglobata

Esta es la forma más severa de acné, generalmente caracterizada por la gran aparición de numerosos nódulos, a menudo conectados, interconectados y que contienen un gran número de puntos negros. Debido a que estas lesiones pueden llegar a ser ulceradas, pueden causar desfiguración y cicatrices severas en la superficie de la piel.

Conglobata se encuentra generalmente en la cara, la espalda, el pecho, la parte superior de los brazos y los muslos.

El acné conglobata suele afectar a personas de entre 18 y 30 años de edad y es más común en los hombres.

Debe también ser observado que el acné Conglobata podría permanecer activo por muchos años, permaneciendo inactivo hasta que algo ocurre que hace que el acné resurja. La causa del acné conglobata se desconoce en este momento.

Fulminantes del acné

Este tipo de acné severo es en realidad

una aparición abrupta de conglobata de acné que típicamente aflige a los hombres jóvenes.

Los síntomas del acné *noduloquístico* severo, a menudo ulcerante, son fácilmente aparentes. Como en los casos normales de acné conglobado, las lesiones cubren grandes porciones de las extremidades y de la región facial, incluyendo las cicatrices desfigurantes que se pueden desarrollar eventualmente.

Sin embargo, lo que hace que el acné fulminante sea único es que también incluye síntomas de fiebre, dolor en las articulaciones, especialmente en las rodillas y las caderas, y diferentes grados de pérdida de peso que dependen del individuo.

Foliculitis Gram negativa

La foliculitis gramnegativa es una forma de acné extremo causada por una inflamación de los folículos causada por una infección bacteriana:

Esta condición se caracteriza por **pústulas y quistes.**

Se ha determinado en algunos casos que su desarrollo es causado por una complicación resultante de un tratamiento antibiótico a largo plazo del acné vulgar.

La razón por la que esta forma de acné se llama "gram-negativo" se relaciona con el hecho de que el gramo es un tipo de tinción azul utilizada para las pruebas de laboratorio de organismos microscópicos. Las bacterias que no tiñen de azul se denominan"gram-negativas".

Al igual que otras formas de acné extremo o severo, la foliculitis gramnegativa es una afección poco frecuente, y no sabemos si es más común en hombres o mujeres, ya que se ha documentado en ambos.

Pioderma facial

Este tipo de acné severo afecta sólo a las mujeres, generalmente entre los 20 y 40 años de edad.

Se caracteriza por grandes nódulos dolorosos, pústulas y llagas que pueden dejar cicatrices.

Con una formación abrupta, la pioderma facial puede aparecer en la piel de una mujer que nunca ha tenido acné antes.

Generalmente, este tipo de acné extremo se limita a la cara, y aunque no dura más de un año, puede causar una gran cantidad de daño en un tiempo muy corto.

La queloidea es un acné similar a una cicatriz que puede estar presente tanto en hombres como en mujeres, sin embargo es más frecuente entre los hombres.

La queloidea comúnmente afecta el área del cuello. Cuando las pápulas y pústulas inflamadas se convierten en quistes y nódulos más grandes, la piel se vuelve muy grasosa, lo que provoca cicatrices atróficas y queloides en el cuello, los hombros y la parte superior de la espalda.

Otros tipos de acné incluyen:

- Acné Rosácea - Más común en los ancianos y se caracteriza por erupciones rojas en la barbilla, nariz, mejilla y frente.

- Acné Conglobata - Esta es una enfermedad altamente inflamatoria con comedones, nódulos, abscesos y conductos sinusales que drenan.

- Acne Fulminans - es una forma severa de la enfermedad de la piel, el acné, que puede ocurrir después de un tratamiento sin éxito para otra forma de acné como el acné conglobata.

El acné generalmente ocurre durante la adolescencia de una persona, sin embargo, los adultos no son inmunes al acné, y muchos de nosotros, que no lo tratamos, podemos terminar sufriéndolo toda nuestra vida.

Acné disecado: Las causas

A pesar de la investigación extensa sobre las causas del acné y por qué ciertas personas sufren constantemente, mientras que otras nunca experimentan un solo ataque de acné, nunca se ha demostrado científicamente en cuanto a la causa exacta del acné.

Sin embargo, hay factores que contribuyen a menudo asociados con aquellos que tienen acné y aquellos que no lo tienen, incluyendo:

Pubertad

Los adolescentes y los granos, siempre parecen ir de la mano, y es un momento en nuestra vida que incluso aquellos de nosotros que nunca han sufrido de acné antes (o después) experimentaron los síntomas de los brotes.

De hecho, los estudios han revelado que más del 94% de la población total entre las edades de 12 y 24 años han sufrido de acné en un momento u otro.

La razón por la que el acné es tan común entre los adolescentes se basa en la hormona, los andrógenos, que comienzan a funcionar a medida que nos acercamos a la pubertad.

Los andrógenos pueden hacer que los folículos pilosos y los poros de la piel se agranden y se vuelvan extremadamente grasosos, y cuando el aceite se mezcla con las células de la piel, puede hacer que nuestros poros se bloqueen, lo que resulta en brotes temporales de acné.

Sus hormonas

Las hormonas parecen jugar un papel importante en la causa del acné, y se ha relacionado consistentemente con la causa del acné severo tanto en adolescentes como en adultos.

Es una cosa de familia

Se ha dicho que aunque el acné no es directamente hereditario, si tus padres sufrieron de acné severo, eres mucho más propenso al acné tú mismo. Los científicos todavía están estudiando los vínculos entre los niños con acné y los padres y no hay evidencia concreta de una conexión directa disponible en este momento.

Sus recetas

Dependiendo del tipo de medicamento que estés tomando, se sabe que determinados medicamentos recetados provocan un aumento del acné, especialmente los antidepresivos y los antiansiedad, así como tipos específicos de esteroides, barbitúricos y litio.

Si estás tomando algún medicamento y crees que está causando que tu acné se agrave, contacta a tu médico y discute opciones alternativas basadas en la prescripción que puedes tomar para evitar que tu acné empeore.

NO deje de tomar su medicamento hasta que consulte con su médico de familia.

Nuestro entorno

Si has estado expuesto a sustancias químicas en tu lugar de trabajo, o incluso en casa con limpiadores, ambientadores o detergentes perfumados, es posible que te encuentres con que tu acné actual puede irritarse temporalmente.

También se han realizado estudios de casos en los que personas que no tenían antecedentes de acné comenzaron a experimentar brotes extremos después de ser sometidos a limpiadores químicos continuos, especialmente cuando se limpian sin protegerse las manos con guantes.

"Remedios naturales" del acné

Los remedios naturales, holísticos o caseros pueden ser una forma económica de combatir el acné.

Los remedios naturales y herbales se derivan de la vida de las plantas vivas. Si cada uno de ustedes ha tomado un suplemento vitamínico, puede que hayan notado el sabor justo antes de tragarlo, sabe a plantas molidas, hojas, etc., eso es porque lo es. No hay productos químicos involucrados.

Los remedios herbales naturales no alteran el equilibrio hormonal, no cambian los niveles químicos en el cerebro ni engañan al cuerpo.

Por qué? Debido a que las hierbas contienen ciertas propiedades que están destinadas a regular las funciones del cuerpo para promover la curación y la salud.

No son sintéticos ni hechos por el hombre, son simplemente de la tierra y están aquí para ayudarnos con los problemas que enfrentamos. Los suplementos herbales son una alternativa saludable a los medicamentos recetados.

Algunos de los remedios naturales se enumeran a continuación.

> Bebidas ricas en antioxidantes y vitamina C y/o E pueden ayudar a refrescar y rejuvenecer la piel.

➢ Los alimentos ricos en vitamina E pueden disminuir las cicatrices relacionadas con el acné.

➢ *El aceite del árbol del té es un remedio casero popular para el acné. Es un aceite esencial que se diluye y se aplica tópicamente sobre las lesiones del acné. Debido a que el aceite del árbol del té puede matar las bacterias, se cree que la aplicación de aceite tópico del árbol del té a las lesiones del acné mata a las bacterias que causan el acné.

Además, hay ciertas hierbas que pueden ser digeridas que pueden aliviar los problemas inflamatorios crónicos especialmente relacionados con la piel, como el acné.

Estas hierbas incluyen la bardana, las cuchillas, el trébol rojo, la higuera, la raíz de pica, la equinácea y la bandera azul. Una gran combinación es la bandera azul, la bardana, la dársena amarilla y la equinácea. Estos pueden ser mezclados juntos e infundidos con agua caliente para hacer un té.

Beba una taza de esto tres veces al día. Puedes ponerle un poco de miel para que sepa mejor.

Cuando esté investigando las opciones de venta libre, siempre concéntrese en medicamentos o ungüentos que contengan **peróxido de benzoilo al 5 por ciento**.

Aplique esto en las áreas problemáticas antes de acostarse, todos los días.

El Benzoyl ayuda con las llagas y espinillas abiertas, además de desbloquear los puntos negros y eliminar las bacterias que comúnmente habitan los poros de la piel. Usted debe necesitar solamente una pequeña cantidad, sólo una medida de la yema del dedo hará.

El peróxido de benzoilo mata eficazmente las bacterias, seca la piel y promueve el crecimiento renovado de nuevas células.

Usted puede comprar dosis más bajas sin receta, sin embargo, las formas más fuertes requerirán una receta.

"Aquí están algunos de mis remedios caseros favoritos para tratar instantáneamente el acné:"

Compresas en frío y en caliente

Este es uno de los remedios caseros más populares y muy sencillo de probar. Todo lo que tienes que hacer es mojar una toalla y presionarla contra el área de tu cuerpo que tiene acné, ya sea la cara, el pecho o la espalda.

Esto reducirá la hinchazón y eliminará instantáneamente los poros obstruidos, que es uno de los principales culpables de la causa del acné.

Jugo de Fruta Natural

Una estrategia simple pero efectiva es usar jugos de frutas naturales como una forma de aliviar la presencia de quistes externos y puntos negros dolorosos.

Usted utiliza estos jugos como una

aplicación tópica, removiendo un poco de pepino o jugo de fruta cítrica con un poco de aceite de almendras.

Una vez mezclado, aplicar en toda la zona donde existe el acné y dejar actuar durante 15 minutos. Enjuague con agua tibia y seque con palmaditas.

El aceite de almendra y otras sustancias naturales como él, son remedios fáciles que ayudarán a eliminar el acné si se aplica regularmente.

Haga esto 2-3 veces por semana.

También puede reemplazar el jugo de pepino por jugo de albaricoque o jugo de limón, siempre y cuando sean naturales y no contengan edulcorantes ni azúcares.

Remedio de la hoja de Fenugreeks

En lugar de curar el acné, las hojas de alholva ayudan a prevenir que el acné regrese una vez que lo tienes bajo control. Simplemente se trituran las hojas en un recipiente pequeño y se añade agua para formar una pasta.

Aplique esto a su cara, como una máscara, y déjela puesta durante la noche. Asegúrese de usar una funda de almohada vieja, ya que puede dejar manchas ligeras.

Máscara de miel

La miel contiene cualidades antibacterianas naturales y se utiliza a menudo como mascarilla en balnearios y tratamientos caseros. Estas máscaras son baratas y se pueden comprar en su farmacia local.

Aplique la mascarilla una o dos veces por semana y disfrute de los resultados. Funciona excepcionalmente bien!

Tratamiento de Vinagre Blanco

Una vez más, este es un tratamiento tópico que hace maravillas. Con una bola de algodón, empapar en vinagre blanco y aplicar en el área infectada, dejando actuar de 5 a 15 minutos.

Enjuague con agua fría. Si el vinagre le parece demasiado fuerte, dilúyalo con 1/3 de taza de agua y aplíquelo.

Mascarilla de avena

Simplemente cocine una pequeña cantidad de avena y aplíquela en su cara. Deje que esta mezcla se fije en su cara durante 15 minutos antes de enjuagarla.

La avena actúa como un exfoliante natural, y proporciona alivio instantáneo. Trate de integrar este método por lo menos dos veces por semana, ya que toma muy poco tiempo y esfuerzo y producirá grandes resultados.

Solución de levadura

Mezclar 1 cucharada de levadura seca o fresca con 2 cucharadas de jugo de limón; aplicar en la cara, esperar a que se endurezca (tratar de no moverse), pelar o lavar con agua tibia.

Remedio de Laurel

Moler las hojas de laurel y escaldar en agua tibia, Enfriar y aplicar en la cara. Enjuague después de diez minutos.

Solución de lechuga

Sature las hojas de lechuga limpias y enjuagadas en agua. Enjuáguese la cara con agua.

Cura de Bolsas de Té

Mezclar 2-3 bolsitas de té con un poco de albahaca y cocinar en agua hirviendo durante 10-20 minutos. Luego aplique sobre el acné con una bola de algodón limpia.

Los remedios caseros listados arriba son

los que se han usado con éxito a lo largo de los años.

Personalmente, he encontrado la máscara de miel para hacer maravillas, y la fórmula de la máscara de avena me ha ayudado a mantener mi acné bajo control sin la necesidad de costosos tratamientos de terceros.

Tratamiento del acné

Siendo que las condiciones de la piel difieren en tantas maneras (pieles grasas, normales, secas o mixtas) no hay tal cosa como una cura para el acné de talla única.

Recientemente, la FDA ha aprobado el uso de un gel llamado Epiduo para pacientes con acné mayores de 12 años.

Epiduo es una combinación de dos tratamientos para el acné que han sido probados a lo largo del tiempo. El peróxido de benzoilo al 2,5% y el Adapaleno al 0,1% contenido en Epiduo se venden genéricamente y se conocen con el nombre de Differin.

Los fabricantes de Epiduo, Galderma, habían declarado en un reciente

comunicado de prensa que el gel Epiduo
ha sido capaz de combinar los dos por
primera vez y que saldría al mercado a
principios de 2009.

Varios otros medicamentos de venta libre
como Stri-dex, Clearsil, Clearstick y Oxy
Night Watch contienen un ingrediente
clave para combatir el acné: el ácido
salicílico.

Si el acné es muy severo y se ha formado
un quiste que hace que otros
medicamentos sean inmunes, entonces un
retinoide potente llamado isotretinoína
puede ser utilizado por vía oral.

Los antibióticos orales también se han
usado comúnmente para mantener a raya
los brotes de acné. Los antibióticos
ayudan a disminuir la inflamación con
altas dosis iniciales que luego se reducen

gradualmente. Pero si el acné se vuelve resistente al antibiótico con el tiempo, no puede ser controlado.

En los Estados Unidos, se han utilizado muchos antibióticos de amplio espectro con el propósito de tratar el acné.

Una visita a un dermatólogo para un examen detallado es la mejor manera de averiguar el tratamiento que funcionará para usted.

Su dermatólogo podrá determinar el mejor tratamiento para usted dependiendo de la condición de su acné así como de su tipo de piel personal.

Remedios caseros escandalosos (pero efectivos)

Si estás dispuesto a caminar en el lado salvaje y arriesgar las miradas extrañas, inquisitivas de los amigos y de los miembros de la familia que pudieron cogerte en el acto, aquí están mis remedios caseros preferidos del acné ;)

NOTA: Todos estos remedios son completamente seguros.

Solución de pasta de dientes

Cuando oí hablar por primera vez de este remedio casero, voy a ser honesto, pensé que no había manera de que esto fuera a funcionar. Sin embargo, sin nada que perder, decidí intentarlo y me alegré mucho.

No sólo funciona excepcionalmente bien, sino que también tarda sólo unos segundos en hacerlo.

Todo lo que necesitas es un toque de tu pasta de dientes favorita.

Aplique una pequeña cantidad a sus manchas de acné, llagas y granos y déjelo secar durante la noche. (Asegúrese de usar una funda de almohada vieja).

También puede sustituir la pasta de dientes con bicarbonato de sodio y agua.

Enjuáguelo por la mañana y ya está. Haga esto 2-3 veces a la semana durante los brotes dolorosos

Mascarilla de Aspirina

Los dermatólogos han aprobado la aspirina como una forma de desarrollar una mascarilla para ayudar a combatir el acné. Este es un método seguro y efectivo y no sólo tiene el potencial de aliviar el acné, sino que también puede ayudar a minimizar las cicatrices existentes!

He aquí cómo crear su máscara de aspirina:

Suministros:

Miel

Aspirina sin recubrimiento (cualquier marca)

Neutrogena Healthy Skin Crema Antiarrugas

Tónico para la piel sin alcohol

Receta:

- 1) Tome cuatro tabletas de aspirina y colóquelas en un recipiente pequeño.

2) Rocíe agua sobre la aspirina. NO use demasiada agua, o la aspirina se disolverá, sólo espolvoree unas gotas para aflojarla. Usando los dedos, frote el agua y la aspirina para mezclarla bien y separar las pastillas.

- La textura de la mezcla debe ser muy granulada.

3) Ahora, agregue dos cucharaditas de miel a su mezcla. Mezcle bien la fórmula para que la aspirina, el agua y la miel se mezclen bien.

4) Aplique la mezcla en su cara asegurándose de evitar que penetre

en sus ojos. Una vez que tenga la cara completamente cubierta con la máscara de aspirina, déjela puesta durante diez minutos.

- No lo toques ni lo restriegues una vez que esté en tu cara. Después de los diez minutos, enjuague la fórmula de su cara con agua fría, que frota los granos de aspirina por toda la cara (exfoliando su piel).

5) A continuación, después de lavarlo de tu piel, usa el tónico para secar tu rostro, alisándolo por todas partes. Esto también eliminará el exceso de fórmula y dejará su rostro como nuevo.

6) Y finalmente, usa la crema hidratante que compraste como toque final para pulir tu cara y reemplazar la humedad. Su crema hidratante debe contener retinol,

que tensará su cara y reducirá la aparición de arrugas y líneas.

Repetir 2-3 veces por semana.

Hielo, Bebé de Hielo

Otro remedio casero fácil que funcionó de maravilla cada vez que usé este método durante los brotes extremos. Todo lo que tienes que hacer es aplicarte una bolsa de hielo fría y compacta (o una bolsa de hielo roto) en la cara todas las noches antes de acostarte.

Una toalla húmeda también funcionará bien, ya que reducirá la hinchazón y ayudará a eliminar los poros obstruidos que causan los brotes.

Leche de magnesia (proceso de tres partes)

Este es un gran limpiador para el hogar que es absolutamente seguro de usar. Simplemente aplíquelo en el área infectada y déjelo actuar durante 10-15 minutos antes de enjuagarlo.

Luego, disuelva una cucharadita de sal de Epsom (sulfato de magnesio) en 3/4 de agua caliente.

Aplicar en la zona infectada con un paño limpio (evitar las bolas de algodón, ya que pueden adherirse a la piel y obstruir los poros). Dejar actuar durante 20 minutos antes de enjuagar con agua fría.

Por último, la tercera parte consiste en crear un tóner casero. Simplemente añada 3 gotas de aceite de benjuí o peróxido en una taza de agua fría.

Lávese la cara con esta solución y enjuáguese.

Este es un remedio antibacteriano, y funciona muy bien, ¡así que inténtalo!

Polvo de sándalo

Todo lo que necesita para este remedio es una cucharadita de polvo de sándalo y una cucharadita de tumérico.

Mezcle esto con una pequeña cantidad de leche blanca (de cualquier tipo). Distribúyalo en las áreas infectadas y déjelo actuar de 15 a 25 minutos. Enjuague con agua tibia y seque con palmaditas.

Esto puede tomar un par de sesiones para empezar a trabajar pero produce resultados increíbles. Una vez más, es totalmente seguro hacer tantas veces como desee.

La estrategia del petróleo

Este es uno de los métodos más efectivos que he probado, y era una rutina regular durante los ataques de acné extremo y brotes.

Todo lo que necesitas para esta receta libre de acné es una pequeña botella de aceite de ricino, y una pequeña botella de aceite de oliva virgen extra o aceite de jojoba, que funciona igual de bien. El aceite virgen proporcionará humedad a su piel y también eliminará cualquier bacteria que pueda estar atrapada bajo la superficie de su piel.

Además, el aceite virgen también fortifica la piel con sus antioxidantes naturales.

Crear una mezcla de 1/2 aceite de oliva y 1/2 aceite de ricino, igualmente mezclados. Se puede experimentar con otras porciones más tarde, pero cuando se empieza siempre se recomienda comenzar con una mezcla igual a la mitad y a la mitad.

Una vez mezclados, masajear suavemente en todas las zonas afectadas del cuerpo (se puede usar en cualquier lugar, incluyendo la cara, el cuello, la parte superior del cuerpo y la espalda). Una vez que lo haya alisado en todas las áreas infectadas, coloque una toalla o un paño caliente sobre el área durante 10-15 minutos.

Lo que esto hace es vaporizar naturalmente su cara, lo que permite que sus poros respiren y se abran, liberando toxinas de debajo de la superficie de su piel.

Deje la solución en su cuerpo con el compacto sirviendo como sellador durante 10-15 minutos. Luego, masajea los aceites en tu piel de nuevo antes de enjuagarla con agua fría (no caliente, ya que el frío tensará tu piel y cerrará tus poros).

Si decide usar aceite de oliva, asegúrese de comprar aceite de oliva virgen extra, no aceite de oliva normal, ya que contendrá menos impurezas. También puede sustituir el aceite de oliva por aceite de jojoba, que funciona muy bien.

Una vitamina al día, mantiene el acné a raya

Tomar una multivitamina todos los días puede ayudar a controlar el acné, asegurándose de que su piel reciba una nutrición adecuada y de que su cuerpo no esté produciendo una abundancia de sebo (que es responsable de la obstrucción de los poros).

Otro consejo útil es añadir cromo a su dieta, un suplemento enfocado en la curación de infecciones de la piel.

Eliminación de las cicatrices del acné

Si te has quedado con cicatrices excesivas causadas por el acné, hay cosas que puedes hacer para minimizar y eliminar las cicatrices.

Una de estas opciones se llama rejuvenecimiento con láser, que se lleva a cabo dentro de un hospital o centro médico por un médico o dermatólogo, y es un método quirúrgico correctivo que elimina rápidamente la aparición de cicatrices. Con esta técnica, la capa superior de la piel es removida, revelando una capa limpia, fresca y sin cicatrices.

Esto es similar a la cirugía ocular con láser, en la que se extrae una delgada capa de tejido dañado para exponer una capa nueva e intacta, corrigiendo y eliminando instantáneamente cualquier cicatriz o daño.

La única desventaja de este procedimiento son los costes que implica. Re-superficie puede ser muy caro, sin embargo, es un método seguro de eliminar permanentemente las cicatrices causadas por el acné extremo.

Para las cicatrices profundas del acné, existe un procedimiento llamado injerto de puñetazo. Aquí es donde se extrae piel buena y sana de otras partes del cuerpo y se utiliza para reemplazar la piel cicatrizada por medio de injertos.

Si está interesado en obtener más información sobre estos métodos, póngase en contacto con su dermatólogo local para una consulta gratuita.

El rejuvenecimiento con láser es la única solución definitiva para eliminar las cicatrices permanentes, sin embargo, también existen remedios caseros que desvanecen las cicatrices, pero no las eliminan por completo.

Uno de estos tratamientos se completa frotando vitamina E en la zona de la cicatriz. Usted puede comprar la vitamina E en forma líquida, o como una cápsula que usted puede cortar y extraer la vitamina para frotarla en sus áreas con cicatrices.

También puede tratar de frotar aceite de oliva virgen sobre sus cicatrices regularmente, lo cual se ha dicho que ayuda a reducir la apariencia de las cicatrices.

Tratamiento del acné con medicamentos

Los medicamentos para el acné pueden ser tópicos o sistémicos.

Los medicamentos tópicos deben aplicarse en la piel donde se consumen como medicamentos sistémicos. El objetivo principal de los medicamentos es eliminar el acné de las raíces mediante la curación de los factores que conducen a la formación del acné.

Estos son algunos de los medicamentos que se usan para tratar el acné.

Con frecuencia se usan antibióticos orales para curar el acné. Por lo general, se administra a las personas que sufren de acné de forma consistente.

Sin embargo, las bacterias que causan el acné pronto pueden volverse impermeables a los antibióticos y así negarse a tratar el acné. Los médicos entonces generalmente prescribirán una ronda diferente de antibióticos para ayudar a la causa. Los tipos más comunes de antibióticos utilizados son la eritromicina y la tertraciclina y sus derivados.

Sin embargo, la eritromicina produce molestias en el tracto gastrointestinal y la tetraciclina y sus derivados no son adecuados para mujeres embarazadas y niños que aún no tienen ocho años. Los componentes de estos antibióticos curan la pústula o hinchazón secándola internamente.

Los retinoides tópicos son otro conjunto de medicamentos que se usan para tratar el acné. Se derivan de la vitamina A y pueden prevenir el cierre de los poros. Al hacerlo, en realidad no permiten que se forme el acné.

Incluyen geles o cremas como adapalene, tazarotene y tretinoin. Los retinoides tópicos pueden causar erupciones y otras irritaciones. Pueden causar quemaduras de sol porque su piel se volverá más vulnerable a los rayos UV al usar este producto.

Usted necesitaría usar protector solar si se aplica estas cremas. Es importante que se ponga en contacto con su especialista de la piel antes de optar por estos medicamentos.

Las inyecciones de corticosteroides se administran a pacientes con acné sólo cuando el acné se ha hinchado hasta el punto de estallar. Así la hinchazón disminuye y el acné se seca a un ritmo más rápido.

Para el acné quístico y los casos graves de acné, se utiliza isoretinoína. Esto es sólo para casos extremos y para curar problemas intrincados de acné.

Los anticonceptivos orales son medicamentos eficaces para curar el acné, pero también tienen sus limitaciones. No están destinados a mujeres fumadoras, mujeres mayores de 35 años, ni a mujeres que sufren de problemas relacionados con la coagulación de la sangre.

Los anticonceptivos orales disminuyen el exceso de secreción de las glándulas y así regulan las hormonas para controlar el acné.

 Los antimicrobianos tropicales se utilizan para tratar problemas de acné moderado. Estos medicamentos atacan las colonias bacterianas.

Estos medicamentos se pueden tomar individualmente o en combinación con otros que tratan ciertas causas de la formación del acné. Incluyen ácido azelaico, peróxido de benzoilo, clindamicina, eritromicina y sulfatamida de sodio. Donde el ácido azelaico y la clindamicina disminuyen el crecimiento bacteriano, el peróxido de benzoilo mata a las bacterias para tratar el acné.

Una mezcla de eritromicina con peróxido de benzoilo es extremadamente eficaz en el tratamiento del acné. Sin embargo, estos medicamentos tienen ciertos efectos adversos.

El acné y el tratamiento del equilibrio hormonal

Las hormonas juegan un papel muy importante en la formación del acné. La hormona masculina, andrógeno, así como la hormona femenina, estrógeno, contribuyen a la formación del acné.

Estas hormonas se liberan durante la pubertad y también durante la menstruación y el embarazo. Esta es la razón por la que un mayor porcentaje de mujeres en comparación con los hombres sufren de acné.

Un equilibrio hormonal adecuado se puede lograr por varios métodos. Estos incluyen hábitos alimenticios saludables, deshacerse de la tensión, tomar mucha agua, y también hacer ejercicio regularmente.

Estas toxinas dañinas en exceso, así como las hormonas, necesitan ser excretadas de su sistema. Esto generalmente lo realizan los riñones y el hígado.

Sin embargo, lo que usted necesita entender es que estos órganos no pueden funcionar eficazmente si usted tiene una dieta poco saludable. Usted debe consumir una comida bien balanceada para que su cuerpo reciba todos los nutrientes necesarios y pueda trabajar eficientemente.

Demasiado de cualquier constituyente llevará finalmente a la pérdida de otro y dañará el sistema de su cuerpo. Esto dañará su piel.

Los tratamientos naturales incluyen el uso de antioxidantes que equilibran las hormonas y también limpian la sangre para que esté libre de toxinas dañinas.

Además, trate de beber mucha agua y manténgase alejado del café puede mantener a raya los brotes de acné. Evite el estrés y la ansiedad, haga ejercicio regularmente y manténgase alejado de los alimentos grasosos. Todas estas medidas tienden a restringir la liberación de hormonas en exceso y a prevenir la formación de acné.

Los corticosteroides son efectivos para reducir las imperfecciones. Pero el exceso de este tipo de medicamentos también puede ser perjudicial - es por eso que siempre debe consultar a su médico antes de decidir tomarlos.

La mejor manera de equilibrar las hormonas es a través de procesos naturales. Garantizan grandes resultados y llevan consigo, sin riesgos de efectos secundarios.

La mejor dieta nutricional del acné

Para los que tienen acné, es una muy buena idea tener una dieta que contenga una abundancia de frutas y verduras frescas. Además, asegúrese de beber mucha agua regularmente para mantener su sistema limpio y las toxinas eliminadas consistentemente de su sistema. Ocho o diez vasos al día serán suficientes.

Otra buena idea es centrarse en incorporar una dieta rica en antioxidantes y fibra.

Estos son ingredientes en la dieta que mantendrán su piel saludable y en forma y le permitirán verse bien y sentirse bien.

Otra cosa que se considera muy buena para combatir el acné es la proteína. La vitamina A también es considerada por los expertos en salud como una gran arma contra el acné.

Oregon Grap y Echinacea

Estas son dos hierbas que son excepcionales para estimular el sistema inmunológico de su cuerpo y también ayudarán a minimizar las bacterias que se sabe que desencadenan o causan brotes de acné.

Educarse sobre el acné

Si crees que el acné sólo afecta a los adolescentes, entonces piénsalo de nuevo. Comúnmente ataca a los adultos a diario. Puede ser abrumador comenzar a notar brotes de granos, espinillas o granos por toda la cara y es posible que no sepa qué hacer primero.

Antes de hacer cualquier otra cosa, visite o llame a su farmacéutico local de confianza. Los farmacéuticos licenciados siempre conocen los productos para la piel y sabrán qué productos alivian el acné y cuáles no. La mayoría de los farmacéuticos están muy dispuestos a ayudar. Si aún no conoce uno, pruebe su WalMart local.

Mientras esté en WalMart, eche un vistazo a algunos de los remedios naturales disponibles y los productos que han exhibido cerca de la farmacia. Muchos productos naturales afirman curar completamente su acné. Cualquier buena farmacia también tendrá exhibiciones de varios suplementos que dicen ayudar a aliviar el acné.

Edúcate sobre las diferentes causas del acné y podrás descubrir qué es lo que está causando que tu propia piel se rompa. La investigación del acné es larga y todavía en curso por lo que los expertos no están absolutamente seguros acerca de las causas precisas del acné. Sin embargo, hay algunas causas posibles en las que todos parecen estar de acuerdo.

Medicamentos

Se cree que algunos medicamentos, como esteroides, barbitúricos y anticonvulsivos, contribuyen a los trastornos de la piel. Sin embargo, no deje de tomar los medicamentos recetados antes de consultar a su médico para ver si podrían estar causando su acné.

Estrés emocional

Cada vez más evidencia sugiere que el estrés puede contribuir al acné y a otros problemas de la piel. Si está estresado, trate de desarrollar un programa de ejercicios y de seguirlo regularmente. Se ha comprobado que el ejercicio rompe con el estrés.

Chocolate

Todavía no se ha demostrado que el chocolate cause acné. Mucha gente insiste en que comer chocolate hará que te salgan granos, pero ninguna investigación ha demostrado que esta teoría sea cierta.

Cosméticos

Debido a que el acné es desencadenado por poros tapados o bloqueados, podemos asumir con seguridad que el maquillaje y otros productos cosméticos que contienen aceite contribuirán al acné. Incluso los productos "seguros" (aquellos que son hipoalergénicos y libres de aceite) pueden contribuir a la formación de puntos negros o granos porque cubren la piel. Cualquier producto cosmético aplicado a la piel tiene el potencial de obstruir los poros e interferir con el tratamiento del acné.

Frotarse la cara con frecuencia

La piel propensa al acné debe mantenerse siempre limpia, pero sólo deben utilizarse productos suaves.

para lavarlo suavemente. Muchas personas tienen la impresión de que deben frotarse la piel con jabones fuertes cuando tienen acné, pero esto sólo agrava y empeora la condición.

Contaminación

La alta humedad y otras condiciones ambientales no naturales (es decir, smog, niebla) pueden promover el acné, así como otros trastornos. Si la piel se expone a condiciones húmedas durante un período prolongado de tiempo, se produce hinchazón (que bloquea los poros, contribuyendo así al acné).

Hábitos alimenticios

Muchas personas notan que ciertos alimentos que consumen provocan que su acné se agrave. Sus hábitos alimenticios pueden contribuir sin duda a los brotes y usted debe tener en cuenta los productos que causan la mayoría de los problemas para que pueda evitarlos en el futuro.

Los culpables comunes de los alimentos que se cree que empeoran el acné incluyen las grasas y los productos lácteos. Las dietas ricas en zinc deberían ser beneficiosas si usted tiene acné. Tomar suplementos de zinc es una alternativa que usted podría considerar para el alivio o tratamiento del acné.

Las causas y los mejores tratamientos para su acné

Nadie en el mundo es inmune al acné. Afecta a personas de todas las profesiones y condiciones sociales y de cualquier categoría de edad. El acné no muestra un trato preferencial hacia los hombres, las mujeres, los ricos o los pobres. Debido a que la piel de cada persona es diferente, todos ellos tienen diferentes factores contribuyentes que causan su tipo particular de acné.

La parte más importante de su tratamiento del acné es entender qué tipo de piel usted es y el tratamiento más eficaz del acné para utilizar en él. Si tiene la piel grasa, no querrá usar productos de limpieza, productos hidratantes o cosméticos que contengan aceite.

Usted debe comprar productos que no contengan aceite. Por otro lado, si usted tiene la piel seca, no querrá usar los productos libres de grasa porque su piel podría usar un poco más de grasa.

Tanto la piel grasa como la seca necesitan ser hidratadas diariamente. El hecho de que la piel tenga más grasa no significa que no necesite hidratación. Hay muchas buenas cremas hidratantes sin aceite disponibles para usar en pieles grasas. La piel seca tiene sus propios problemas específicos y debe ser hidratada con un producto hecho especialmente para la piel seca.

Los tratamientos tópicos para la piel están diseñados para evitar que los poros se obstruyan mientras se elimina el exceso de suciedad y grasa en la superficie de la piel, así como las bacterias que causan el acné. Existen ciertos medicamentos orales que evitarán que su cuerpo produzca tanto aceite. Las cremas y ungüentos recetados ayudarán a mantener secos los brotes e incluso promoverán el reemplazo celular rápido en aquellas áreas de la piel infectada por el acné que lo necesiten. Existen otros remedios médicos y naturales que ayudan en el tratamiento del acné.

Antes de que usted entienda cómo desarrollar el tratamiento adecuado para el cuidado de la piel del acné para su piel, usted debe tratar de entender lo que está causando el acné en primer lugar.

Causas del acné

El acné tiene muchas causas y todas ellas no se entienden o no se corroboran completamente todavía. A continuación, se enumeran algunas de las causas más comunes:

- ✓ Las hormonas juegan un papel importante en el desarrollo del acné. Los primeros años de la adolescencia traen muchos cambios hormonales al cuerpo y esos cambios a menudo causan brotes constantes de granos, pústulas e incluso quistes. Los años adultos también traen cambios, especialmente para las mujeres. Las dificultades premenstruales y premenopáusicas causan brotes en un número alarmante de mujeres. Debido al exceso de aceite producido durante el acné causado por hormonas, los productos que ayudan a eliminar y reducir el aceite serán más útiles para este tipo de acné.

✓ El estrés es ciertamente un factor común en el desarrollo del acné. Cuando el cuerpo se pone tenso, libera químicos y hormonas que eventualmente se convierten en toxinas y desechos que el cuerpo debe expulsar. Algunos de estos productos de desecho se excretan a través de la piel y contribuyen al acné.

✓ Algunas personas todavía creen que el chocolate, el azúcar y otros alimentos pueden hacer que se forme el acné. La mayoría de los expertos niegan que los alimentos tengan algo que ver con el desarrollo del acné, pero el tema sigue siendo ampliamente debatido e investigado, por lo que no podemos estar absolutamente seguros de que determinados alimentos no contribuyan al acné.

✓ Los cosméticos y los productos para el cuidado de la piel también pueden contribuir al acné si los productos que se utilizan no son del tipo de piel correcto. El uso de productos aceitosos en la piel grasa puede contribuir sin duda a los brotes, por lo que es importante elegir sus productos de cuidado personal con mucho cuidado al decidir cuál es el mejor tratamiento para el acné de su piel.

Otros factores, como el estilo de vida y el medio ambiente, también pueden afectar su piel. Lo mejor que puedes hacer por tu piel es aprender a cuidarla adecuadamente, mantenerla hidratada, mantenerla hidratada y tratar de eliminar los factores que están causando que tu piel tenga acné.

5 pautas simples para el éxito de su tratamiento de la piel del acné

Las personas con acné lo consideran un problema molesto, uno que los frustra hasta el punto de desesperanza.

El tratamiento de la piel del acné toma tiempo una vez que el acné se ha desarrollado, pero la verdad es, si el acné no ha comenzado ya, entonces es bastante fácil de prevenir su aparición. Si ha comenzado a aparecer, a continuación, después de su tratamiento del acné prescrito debe traer resultados positivos en un corto período de tiempo.

No importa cuál sea su situación, usted puede tener una piel saludable si tiene en mente algunas pautas con respecto al cuidado adecuado de la piel.

Mantenga su piel limpia

Quizás la parte más importante de su régimen diario de cuidado de la piel es mantenerla limpia. Debe lavarse dos veces al día, mañana y noche, con un limpiador hipoalergénico suave. Además, debe limpiarse después de cualquier actividad que le haga sudar una cantidad anormal, como la actividad vigorosa o el ejercicio.

Lo más importante es el tipo de limpiador que usas en tu piel. Frotar su piel con un jabón áspero y abrasivo sólo empeorará su acné. Si no conoce un buen limpiador para su tipo de piel, consulte a su dermatólogo para que le aconseje. Una vez que haya lavado su piel (suavemente), enjuague y seque con palmaditas.

Si su cabello es graso, como su piel, entonces debe ser lavado con champú diariamente porque la grasa de su cabello puede llegar fácilmente a su cara y causar problemas.

Afeitar con cuidado

El afeitado es un problema que generalmente sólo afecta a los hombres. En cuanto a la elección del tipo de afeitadora (eléctrica o de seguridad), depende de cuál sea la más fácil y cómoda de usar. Cuando se utilizan cuchillas de afeitar de seguridad, la hoja corta debe ser la única que se utilice en pieles propensas al acné. Antes de aplicar la espuma de afeitar, se debe ablandar la barba con agua y jabón. Afeitar con mucho cuidado y suavidad para evitar irritar las imperfecciones que puedan estar presentes.

Mantén tus manos lejos de tu cara.

Manipular (apretar o hacer estallar) las protuberancias en la cara sólo hará que se propaguen o formen cicatrices feas de acné. Mantenga sus dedos completamente alejados de sus manchas de acné o usted corre el riesgo de interferir con su tratamiento del acné.

Cosméticos

Revise sus productos de maquillaje para asegurarse de que son hipoalergénicos y no contienen aceite. Si lo hacen, o si son viejos, usted debe tirarlos y comprar nuevos productos. Asegúrese de leer las etiquetas de los productos para asegurarse de que no contienen ingredientes que puedan entrar en conflicto con su tratamiento para el acné. Hasta que su tratamiento progrese, puede ser difícil usar maquillaje de base u otros productos líquidos de maquillaje en su piel.

Además de revisar tu maquillaje, también debes fijarte en el champú y acondicionador que usas en tu cabello. Si contienen aceite, el acné podría comenzar a aparecer en la frente. Asegúrese de que todos los productos capilares no sean comedogénicos.

Manténgase alejado del sol

Incluso si usted piensa que la piel bronceada hace que sus manchas se vean mejor, tenga cuidado de no exponer su piel al sol, especialmente durante el período de tratamiento de la piel con acné. La exposición prolongada al sol envejecerá su piel rápidamente y lo pondrá en riesgo de contraer cáncer de piel.

Además de los efectos dañinos del sol sobre la piel, el medicamento para el acné que está utilizando puede reaccionar negativamente cuando se expone a los rayos del sol, lo que hace que sea mucho más probable que se queme con el sol.

5 hechos con respecto al tratamiento del acné

Sólo la mención de la palabra "acné" llena a algunas personas de temor. Prevén tener que pasar largas horas cuidando su piel frotándola, aplicándole cremas costosas y evitando los alimentos que más les gusta comer para evitar que se les salgan granos por toda la cara.

La gran noticia es que se están haciendo avances en el tratamiento del acné y los expertos están descubriendo nuevas maneras de prevenir y tratar esta temida condición de la piel. Algunos de los cuentos de las viejas esposas sobre el acné han demostrado ser falsos y se está descubriendo diariamente nueva información sobre cómo obtener una piel clara y hermosa.

Echa un vistazo a estos 5 hechos poco conocidos sobre el tratamiento del acné y el cuidado de la piel:

1) ¿Fregar o no fregar?

Aunque los expertos alguna vez pensaron que era necesario frotar para obtener una piel limpia y libre de granos, ahora saben que frotar la piel con abrasivos fuertes sólo sirve para irritarla y lesionarla. Debido a que la piel es delicada, puede dañarse fácilmente, dejándola incapaz de actuar como un escudo contra las bacterias dañinas. Por lo tanto, debe evitarse frotar la piel con o sin abrasivos.

2) ¿Puede el sol embellecer mi piel?

Aunque el sol es capaz de detener a las bacterias en su camino, también daña su piel al secarla y obstruir sus poros. La exposición prolongada (más de 15 minutos al día) a la luz solar no le ayudará a obtener una piel hermosa y debe evitarse.

3) ¿El aire frío ayudará a limpiar mi piel del acné?

El clima extremadamente frío daña la piel de la misma manera que la luz solar al secarla y obstruir los poros. El aire frío se debe evitar porque interferirá con cualquier progreso que usted está haciendo hacia la aclaración de sus brotes de acné. La mejor temperatura para

mantener una piel hermosa y clara es
entre 70 y 80 grados F.

4) ¿La natación dañará mi piel?

La natación es una excelente opción, tanto
para su nivel de forma física como para su
piel propensa al acné. Nadar en una
piscina cubierta purificada con ozono, con
agua a una temperatura de
aproximadamente 75 a 85 grados
Fahrenheit, refrescará su piel irritada,
reducirá el estrés y proporcionará un gran
ejercicio para todo su cuerpo.

5) ¿Cómo puedo evitar el contacto con las bacterias que causan el acné?

La mejor manera de prevenir el acné que causa bacterias y tener una piel sin granos es mantener todo a tu alrededor lo más limpio posible. Las bacterias prosperan en la ropa de cama, las toallas y los paños, por lo que debe lavarlos cada vez que los use. Algunos productos naturales que han demostrado reducir las bacterias son el vinagre, los aceites esenciales y el aceite del árbol del té, todos los cuales se pueden utilizar para lavar la ropa blanca y la ropa interior.

Seguir estos 5 pasos te ayudará a combatir y controlar eficazmente tu acné obstinado porque aprenderás a cambiar tus malos hábitos.

Cambiar tus hábitos malsanos te llevará a un estilo de vida más saludable que, a su vez, te llevará a una piel hermosa, clara y libre de acné.

El tratamiento del acné de la manera "natural

El acné es un trastorno frecuente de la piel que afecta a las glándulas sebáceas de la cara, la espalda y el cuello. La mayoría de las personas se ven afectadas por el acné en algún momento de sus vidas y sufren con los granos, espinillas, puntos negros y quistes resultantes.

Las glándulas sebáceas trabajan para expulsar el exceso de grasa de la piel. Invariablemente, se van a obstruir de vez en cuando y la acumulación resultante de aceite puede causar acné, así como otras condiciones de la piel. El acné vulgar es la afección más común y afecta principalmente a los adolescentes.

Muchos factores contribuyen al acné vulgar e incluyen desequilibrios nutricionales, alergenos, estrés emocional, anomalías hepáticas, herencia, piel excesivamente grasa, ciertos medicamentos y hormonas.

Otro factor que contribuye al acné es la sobreabundancia de toxinas y venenos en el cuerpo. El cuerpo utiliza el hígado y los riñones para deshacerse de estas sustancias peligrosas. Si el cuerpo contiene más impurezas de las que esos órganos pueden manejar efectivamente, la piel se hace cargo sudando las sustancias.

Todos estos procesos que funcionan al mismo tiempo alteran la capacidad natural de curación del cuerpo y crean diversas condiciones de la piel, provocando la formación de granos y espinillas.

Hay muchos productos naturales disponibles que tratarán eficazmente el acné. A continuación se enumeran varios de los mejores y más bien tolerados métodos alternativos para eliminar los efectos del acné.

Tenga en cuenta, sin embargo, que algunos de estos métodos pueden tener que repetirse en el transcurso de 2 a 4 semanas antes de que se noten resultados duraderos.

➢ Aplique vinagre blanco (destilado y diluido si es necesario) en las áreas de la piel afectadas por el acné. Deje que permanezca en la piel hasta 10 minutos y luego enjuague suavemente con agua fría.

- ➢ Use Echinacea diariamente para mejorar la inmunidad.

- ➢ Tome la uva de Oregon diariamente para protegerse contra las bacterias que producen el acné.

- ➢ Aplique jugo de limón en las áreas de la cara afectadas por granos, espinillas y otras condiciones de la piel. Deje que el jugo permanezca en la cara hasta por 10 minutos, luego enjuague con agua fría. Se pueden usar y diluir otros jugos cítricos si causan sensaciones de picazón. Esta solución funcionará como un exfoliante natural al frotar el tejido muerto de la piel.

- ➢ Use diente de león o trébol rojo diariamente para eliminar las toxinas del hígado.

➢ Utilice Natures Sunshine's Ayurvedic Skin Detox para eliminar las toxinas del hígado.

➢ El uso de suplementos de vitamina A ayudará al acné severo. Consulte a su médico para determinar la dosis correcta porque cantidades demasiado grandes pueden ser tóxicas.

➢ Tome suplementos de zinc para estimular la reparación de los tejidos y prevenir la cicatrización de la piel.

➢ Intente remedios Homeopáticos Alternativos para secar granos y curar tejidos dañados.

➢ Siga una dieta bien balanceada y tome suplementos vitamínicos y minerales para prevenir deficiencias nutricionales. Mantener su cuerpo sano fomentará la curación natural de sus tejidos.

➢ Beba mucha agua diariamente para eliminar las toxinas y mantener el cuerpo hidratado.

Mitos comunes del acné

La gente sigue creyendo en los cuentos de las viejas esposas sobre las causas del acné, a pesar de que los expertos han refutado muchos de los mitos. Intentaremos revelar la verdad acerca de algunos de esos mitos tan duros y tranquilizarte para que puedas avanzar en tu búsqueda de una piel clara, libre de acné y hermosa.

Mito: Sólo las personas sucias tienen acné

Realidad: El acné no es causado por una mala higiene, sino por cambios hormonales que ocurren dentro del cuerpo. Algunas veces las glándulas sebáceas (responsables de humedecer nuestra piel) se llenan de grasa y bloquean los folículos cercanos. Esto causa poros obstruidos, que se convierten en acné caracterizado por granos, espinillas, pústulas e incluso quistes.

La verdad es que frotar y lavar la piel de manera consistente puede hacer que su problema de acné empeore mucho más. La rutina adecuada de cuidado de la piel implica lavar la piel suavemente y secarla con palmaditas (sin frotarla).

Mito: Las personas con acné no están comiendo los alimentos correctos

Realidad: Los expertos ahora saben que no hay conexión entre los alimentos que comes y el desarrollo del acné.

Los mitos que afirman que el chocolate y otros alimentos que engordan causan acné son completamente erróneos. Por otro lado, es necesario que practique una nutrición adecuada para que su salud general sea excelente.

Mito: El estrés causa acné

Realidad: El estrés en sí mismo no causa acné, aunque puede desarrollarse como un efecto secundario cuando se toman medicamentos recetados para ayudarle a lidiar con el estrés. Si usted toma este tipo de medicamento y nota síntomas de acné, tales como granos, granos o pústulas, consulte con su médico para determinar si el medicamento podría estar contribuyendo a su condición de la piel. Una palabra de precaución: aunque el estrés no causará acné, puede empeorar la condición si ya lo tiene.

Mito: El acné es puramente cosmético

Realidad: El acné cambia tu apariencia, pero también puede representar una amenaza para tu salud mental. Los problemas graves de acné, a menudo caracterizados por nódulos quísticos y erupciones persistentes, pueden conducir a un acné severo, causando la formación de cicatrices permanentes.

Esto a veces afecta psicológicamente a las personas al alterar la imagen que tienen de sí mismas. Muchas personas desarrollan problemas de autoestima y se sienten frustradas y deprimidas.

Mito: El acné es incurable

Hecho: El acné puede ser completamente aclarado usando los muchos productos disponibles y encontrando el tratamiento correcto específico para tus necesidades.

Su dermatólogo puede ayudarle a encontrar el mejor método para tratar su acné y podrá determinar qué tipo de acné tiene, si es acné vulgar, acné quístico, acné nodular, o incluso rosácea. Existen tratamientos y medicamentos buenos y efectivos disponibles (incluyendo Accutane, Retin-A y muchos otros) para ayudar a aclarar incluso los problemas más persistentes. Antes de que se dé cuenta, le revelará la hermosa piel que siempre debió tener.

Uso creativo del maquillaje para ocultar el acné

Finalmente tomaste ese paso importante visitando a tu dermatólogo y comenzando el tratamiento del acné a principios de esta semana! Su piel pronto se volverá clara, hermosa y libre de acné.

Felicitaciones! ¿Dijiste que tenías una reunión importante a la que asistir mañana y que necesitabas que te aclararan la piel para entonces? Bueno, su acné puede no aclararse tan rápidamente, pero hay algunos consejos que puede utilizar con el fin de ver su mejor en su reunión.

Usar el maquillaje de forma creativa te permitirá ocultar tu acné temporalmente, pero debes seguir algunas reglas básicas.

Tenga en cuenta que esto es sólo un encubrimiento, no una cura.

Los elementos básicos necesarios para su kit de encubrimiento del acné

Tus herramientas más importantes para cubrir el acné serán el corrector, la base de maquillaje y el polvo. Compre sólo productos de marca y de confianza en tiendas de confianza. Elija productos hipoalergénicos y sin aceite que combinen con el color de su piel.

Lea las etiquetas de los productos a fondo para asegurarse de que no está comprando productos cargados con aceite que detendrá el tratamiento del acné recién iniciado en su camino. Si decide probar una nueva marca, pruébela antes de usarla, frotando un poco por debajo de la línea de la mandíbula. Si su piel va a reaccionar negativamente, lo hará en una hora.

Antes de comenzar el encubrimiento

Antes de comenzar el proceso de cubrir el acné, lave suavemente su cara y cuello con su producto de limpieza habitual y luego seque con palmaditas. Use su nuevo medicamento para el tratamiento del acné a continuación, aplicándolo de acuerdo a las instrucciones. Deje que se seque completamente.

El evento principal

Ahora puedes empezar el proceso de encubrimiento. Aplique pequeñas cantidades de corrector directamente sobre las manchas rojas u oscuras de su cara y cuello que fueron causadas por manchas de acné. Usa una esponja de maquillaje desechable para mezclar el corrector con tu piel.

No exageres en este paso porque demasiado corrector se verá horrible una vez que se seque. Aplicar muy ligeramente.

Ahora, aplique pequeñas cantidades de maquillaje sobre la piel, mezclándolo con la esponja. Vuelva a aplicar en las áreas que parecen necesitar un poco más de cobertura pero, de nuevo, no se exceda, porque demasiado maquillaje llamará la atención sobre su piel con cicatrices de acné.

El último paso es aplicar una capa muy ligera de polvo, usando una brocha de maquillaje suave. Siempre use polvo sin aceite con el cepillo más suave que pueda encontrar para evitar irritar su piel con problemas de acné. El polvo absorberá el brillo dejado por el maquillaje y también le dará a tu rostro esa apariencia de "acabado".

Asegúrese de deshacerse de las esponjas de maquillaje que usó durante el encubrimiento. Estos retendrán el aceite de su cara y deben ser desechados para evitar transferir el mismo aceite a su cara mañana.

Antes de ir a dormir

Siempre lávese la cara antes de acostarse cada noche. Su piel necesita ese tiempo para respirar y su acné no necesita tener una capa de maquillaje, porque pueden resultar manchas adicionales. Vuelva a aplicar el tratamiento del acné (según las instrucciones).

Reparación de las cicatrices del acné

El acné, un trastorno común de la piel que la gente gasta millones de dólares tratando de curar, generalmente afecta al 80% de nuestra juventud y al 5% de nuestra población adulta. Los jóvenes, que son los más afectados, pasan horas agonizando por los efectos devastadores que el acné causa en su piel.

A su temprana edad, se ven acosados por problemas sociales y problemas de popularidad. Las cicatrices dejadas por sus batallas contra el acné son perjudiciales para su ego y su autoestima. Se han gastado miles de millones de dólares en la investigación del acné, las cicatrices del acné y las soluciones para las cicatrices.

Hay tres clasificaciones de cicatrices de acné, Icepick, Boxcar y Rolling. La duración de las cicatrices también hace que se dividan en otros dos grupos, uno temprano y otro permanente.

Los medicamentos tópicos funcionan bien en las cicatrices tempranas, pero la intervención quirúrgica a menudo es necesaria para la cicatrización permanente. A veces se utilizan combinaciones de tratamientos para ambos tipos, dependiendo de su gravedad. Junto con los medicamentos tópicos disponibles, los procedimientos de rejuvenecimiento de la piel y los procedimientos quirúrgicos se utilizan también para las cicatrices más graves.

Los procedimientos quirúrgicos son opciones de tratamiento costosas y hay ventajas y desventajas de este tipo de solución para las cicatrices del acné. Antes de utilizar la cirugía, los médicos evaluarán la edad del paciente, el sexo, el historial de problemas médicos, el tipo de piel y el tipo de cicatriz, entre otras cosas.

Algunas veces, se puede utilizar colágeno u otras inyecciones para elevar la cicatriz al nivel de la piel. Estas inyecciones se denominan rellenos dérmicos.

El procedimiento de "escisión en sacabocados" es frecuentemente utilizado por los dermatólogos cuando se tratan las cicatrices de los palitos de hielo o de los vagones de carga. Este procedimiento implica cortar la piel con una herramienta especial y coser los bordes de la piel juntos. Esto forma una nueva cicatriz que se cura con una piel más clara. También hay una variación de este procedimiento, llamado "escisión por punción con sustitución de injertos de piel".

Es muy parecido al procedimiento original, excepto por la piel que se cose. En su lugar, es injertado en la piel para reparar la cicatriz.

La incisión subcutánea es otro procedimiento más, pero se utiliza principalmente en cicatrices por rodadura. En este procedimiento, se inserta una aguja en la piel y se corta el tejido cicatricial. La piel se magulla mucho durante este procedimiento, pero desaparece en aproximadamente una semana.

El rejuvenecimiento con láser quema la capa superior de la piel, bajándola al nivel original.

Cuando se observan todos estos procedimientos utilizados para tratar las cicatrices, es obvio que la prevención es mejor que la cura.

Para evitar que se formen cicatrices, trate de evitar el sol, usar alfahidroxiácidos, hacer ejercicio regularmente y mantener buenos hábitos alimenticios. Podría ahorrarse muchos gastos innecesarios y humillaciones.

El tratamiento de las cicatrices del acné -
¿Se pueden eliminar las cicatrices del
acné?

Las cicatrices son indicaciones de que el
cuerpo se ha reparado a sí mismo de una
manera u otra, ya sea debido a una lesión
o a una infección. Una vez que estos
eventos ocurren, los glóbulos blancos del
cuerpo se acumulan en el sitio para
combatir más infecciones y reparar el
daño que ha ocurrido.

Una vez que ese proceso se completa, a
menudo se forman cicatrices. Este
proceso puede compararse a una costura
que se cose en un trozo de tela
desgarrada. La piel (o la costura) nunca
estará tan lisa como antes del daño.

Hay diferentes tipos de cicatrices de acné y diferentes grados de cada tipo. Algunas personas pueden desarrollar cicatrices peores que otras, dependiendo de sus tendencias individuales.

Tipos de cicatrices de acné

Hay dos tipos diferentes de cicatrices causadas por el acné. El primer tipo, la cicatrización deprimida, es causada por la pérdida de tejido y el segundo tipo, los queloides, es causado por la formación de tejido.

1) Cicatrices deprimidas

Este tipo de cicatriz es causada por la dermis que es atacada por toxinas que escapan de la piel. Una vez que un quiste se rompe, expulsa pus, aceite, bacterias y otros venenos a las áreas circundantes.

Los glóbulos blancos se precipitan al sitio de la infección para reparar la piel y, en el proceso, se pierde el valioso colágeno, causando recesos o depresiones en la piel. La piel por encima de la lesión desarrollará cicatrices, comúnmente llamadas cicatrices de picahielos. Otros tipos de cicatrices son suaves, masculares y fibrosas.

2) Queloides

Este tipo de cicatrización es el resultado de los fibroblastos que el cuerpo desencadena durante el proceso de reparación. Una vez que el colágeno comienza a disminuir, los fibroblastos producen exceso de colágeno, resultando en tejidos llamados queloides. Generalmente se forman en el cuerpo masculino y a veces se denominan cicatrices hipertróficas.

Tratamiento de las cicatrices del acné

Consulte a su dermatólogo sobre el mejor tratamiento para sus cicatrices individuales. Esté preparado para hablar sobre sus sentimientos acerca de las cicatrices, el costo del tratamiento y cuál quiere que sea el resultado final del tratamiento. El médico necesitará consultar con usted con respecto a la gravedad y ubicación de las cicatrices, así como el tipo de tratamientos disponibles.

Los tratamientos para las cicatrices que se solicitan comúnmente incluyen láser, colágeno y dermoabrasión. La cirugía de la piel y/o el injerto también son consideraciones si las cicatrices son profundas. Los queloides a veces se dejan solos si el médico cree que el tratamiento hará que se formen otros queloides.

En este caso, los queloides a veces se pueden remediar de manera efectiva mediante el uso de inyecciones de esteroides.

Vitaminas, minerales y otros suplementos que eliminan el acné

Muchos suplementos existen que ayudarán a acelerar el éxito de su tratamiento del acné. Es bien sabido que tomar ciertas vitaminas, minerales u otros tipos de suplementos ayudará a eliminar los trastornos de la piel. Estamos enumerando algunos de los más eficaces para utilizar cuando se lucha contra el acné.

Vitaminas

- 50,000 IU de vitamina A soluble en agua deben tomarse justo antes de comer. No tome más de esta cantidad antes de obtener la aprobación de su médico porque demasiada vitamina A puede ser tóxica. Si usted comienza a experimentar síntomas no deseados con esta dosis, entonces disminúyala a 25,000 IU.

- 500-1000 mg de vitamina B5, o ácido pantoténico, deben tomarse diariamente.
- 25-150 mg de vitamina B6 deben tomarse diariamente (la vitamina B6 debe ser una de las vitaminas de una vitamina del complejo B).
- 1000 mg de vitamina C tamponada deben tomarse tres veces al día.
- 400 UI de vitamina E deben tomarse dos veces al día y deben tomarse antes de comer.

Minerales

- Una tableta de Complejo de Hidroxiapatita de Calcio debe ser tomada 3 veces al día después de cada comida.
- 200-500 microgramos de Cromo deben ser tomados diariamente.
- 25-60 mg de Gluconato de Zinc deben tomarse una vez al día. Nunca exceda los 100 mg a menos que obtenga la aprobación de su médico. El zinc es, con mucho, el mineral más importante para tomar en su búsqueda de la libertad del acné, ya que reduce la DHT, la hormona sexual masculina que puede causar acné si hay una cantidad excesiva de ella en el cuerpo.

Elementos de oxígeno Plus

Oxygen Elements Plus es un nutriente que, con el uso adecuado, añadirá entre un 10 y un 20% más de oxígeno a su sangre. Además del oxígeno beneficioso, este producto también contiene otros minerales y nutrientes útiles.

El ácido, los productos de desecho y los patógenos sirven para consumir gran parte del oxígeno que usted recibe. La cantidad que queda es la que su cuerpo debe usar para el resto de sus necesidades. Debido a que usted necesita más oxígeno del que está disponible, Oxygen Elements Plus es un gran producto para ayudarle a conseguirlo. Su piel necesita oxígeno para mantenerse limpia y libre de bacterias. Más oxígeno puede resultar en una piel clara y libre de acné.

Otros suplementos especiales

Existen seis suplementos especiales, además de Oxygen Elements Plus, que pueden eliminar el acné, así como mejorar su nivel de salud e inmunidad a las infecciones.

- Electrolitos minerales
- Enzimas Digestivas
- Lecitina
- Clorofila
- Enzimas Sistémicas
- Aceite de linaza

Estos suplementos deben ser usados de acuerdo a las instrucciones en sus etiquetas individuales.

Es importante dejar de usar cualquiera de los suplementos que hemos mencionado aquí (especialmente los que tienen dosis altas) una vez que su acné esté bajo control.

Una vez que las cosas vuelvan a la normalidad, usted debe continuar cualquier programa de suplementación que estaba usando originalmente. El uso prolongado de suplementos en dosis altas a veces puede causar un desequilibrio químico en su cuerpo y puede ser perjudicial para su salud.

Conclusión

Con el fin de controlar y eliminar el acné de manera consistente, es necesario desarrollar un sistema que incluya una buena dieta, así como seguir un régimen que incorpore elementos para combatir el acné en su vida diaria.

No se desvíe de este sistema hasta que su acné esté bien bajo control. Se necesita tiempo y esfuerzo para combatir el acné, pero si usted sigue las estrategias presentadas en esta guía, estará bien en su camino para eliminar permanentemente el acné de su vida.

Usted merece verse y sentirse lo mejor posible. Investigando tus opciones, consultando con un especialista en el cuidado de la piel e implementando pequeños cambios en tu dieta y entorno, puedes controlar el acné de una vez por todas.

Ahora sí, te deseo lo mejor en tus resultados, y recuerda, todo es práctica; no te sirve de nada la teoría sin acción. Lleva a la vida real todo lo que aprendes.

Un fuerte abrazo, tu amiga, Jessy!